AF467010

DU ROLE CAPITAL
DE LA
PURETÉ DES ANESTHÉSIQUES
dans les Narcoses
ET
DES PROCÉDÉS RAOUL PICTET

VINCENT TEMPLIER
Pharmacien de 1re Classe de l'École supérieure de Paris

Le Chloroforme purissime
Templier

purifié par le froid, d'après les procédés de

M. le Professeur Raoul Pictet,

en dehors des exigences du Codex, auxquelles il satisfait pleinement, se distingue essentiellement de tous les autres chloroformes par les qualités suivantes :

1° Ne contient aucuns chlorures de carbone, isomères du chloroforme et qui sont tous des poisons du cœur.

Ces isomères du chloroforme, n'étant pas cristallisables par le froid, se séparent du chloroforme pur, lors de la purification, par les procédés Raoul Pictet. Dans le procédé de purification par distillation, ces isomères ne peuvent être séparés du chloroforme.

2° Conserve sa pureté absolue indéfiniment.

3° Endort vite et sans crise d'agitation précédant la narcose.

4° La dose utile pour l'anesthésie est plus faible qu'avec tous les autres chloroformes usités.

5° Ne diminue pas la pression sanguine pendant les narcoses.

6° Permet d'anesthésier sans suites pénibles, ni vomissements, ni maux de tête, souvent même sans aucun malaise.

7° Anesthésie les chiens sans danger de mort.

8° Peut être expédié dans les pays les plus lointains et les plus chauds sans aucune crainte de décomposition.

DU ROLE CAPITAL

de la

Pureté des Anesthésiques dans les Narcoses

et

DES PROCÉDÉS RAOUL PICTET

par

VINCENT TEMPLIER

Pharmacien de 1re Classe, de l'École Supérieure de Paris.

MONTLIGEON (Orne)
IMPRIMERIE DE MONTLIGEON

1911

INTRODUCTION

Le rôle des anesthésiques dans la chirurgie moderne étant considérable et le devenant chaque jour davantage à mesure qu'augmente la fréquence des opérations, il m'a paru intéressant d'étudier les divers modes d'obtention des anesthésiques et de suivre les variations de leurs effets en ce qu'ils correspondent avec leur degré de rectification.

Étant donné que la qualité la plus indispensable de ces produits est la pureté, j'ai voulu savoir qu'elle était la meilleure méthode pour l'obtenir d'une façon absolument parfaite. Mes recherches et expériences m'ont convaincu que le plus sûr moyen d'arriver à ce but était l'emploi des basses températures selon les procédés Raoul Pictet, dont j'ai été assez heureux de pouvoir m'assurer le monopole en France et aux colonies

La consécration que ces procédés ont obtenue à l'étranger, où leur réputation grandit chaque jour depuis près de vingt ans et où l'on en fait un usage quotidien, m'a permis d'espérer un accueil favorable de MM. les Chirurgiens dont je viens solliciter le bienveillant appui pour la diffusion de produits anesthésiques, pouvant être employés *sans crainte d'accidents et sans analyse préalable.*

En ce qui concerne particulièrement le chloroforme, de nombreux certificats des plus célèbres autorités médicales, dont je me permettrai de citer quelques-uns, seront plus éloquents que mes affirmations.

Je renvoie MM. les Chirurgiens que cela pourrait intéresser aux savantes études publiées sur le chloroforme Pictet au point de vue chimique par M. le professeur Grimaux, de l'École Polytechnique, assisté du docteur Cloez, par MM. Helbing et Passmore, et aux études très intéressantes du docteur du Bois-Reymond, au point de vue physiologique.

Qu'il me soit permis de résumer ici ces travaux et les miens pour mettre MM. les Chirurgiens au courant de la genèse et de la valeur des procédés Raoul Pictet.

I

C'est en 1891 que M. le professeur Pictet fut prié par le **Directeur de la « Charité » à Berlin, M. le docteur von Bardenleben,** de lui préparer par les méthodes frigorifiques dont il avait été entretenu comme nouveauté scientifique, quelques kilogrammes de chloroforme chimiquement pur. C'est ainsi que l'illustre chirurgien allemand fut amené à s'en servir depuis cette époque à l'exclusion de tout autre, *ce qui lui a permis d'observer plus de 1200 narcoses* avec ce chloroforme purissime et l'a incité à devenir un des fervents introducteurs de cet anesthésique dans tous les hôpitaux et cliniques d'Allemagne.

Voici ce que lui-même écrit :

... « Je puis dire à la louange du chloroforme « Pictet qu'il agit plus rapidement, que les quantités « nécessaires sont plus faibles et qu'il ne provoque « en général pas de nausées... »

... « Je constate avec plaisir en employant le chlo- « roforme Pictet que la période d'excitation est plus « courte et souvent entièrement supprimée.

« Nous avons été privés de ce produit pendant

« quelque temps et nous avons été ainsi à même « d'en apprécier mieux encore tous les avantages... »

« Je suis toujours disposé à donner personnelle- « ment tous les renseignements concernant le chloro- « forme Pictet... »

Signé : « **VON BARDENLEBEN.** »

II

Étude chimique du Chloroforme médicinal PICTET par le Docteur Cloez, assistant du Professeur Grimaux, de l'École Polytechnique de Paris.

En 1892, M. le professeur Grimaux, de l'École Polytechnique de Paris, chargeait son assistant, M. le docteur Ch. Cloez, de faire une étude chimique du chloroforme Pictet avec et sans alcool.

Du rapport d'expert publié, nous extrayons les conséquences suivantes, découlant d'une longue série d'analyses quantitatives et qualitatives, d'observations physico-chimiques et de densimétrie.

Les distillations sont traduites par un graphique dont les ordonnées sont les températures et les abcisses les temps. (Voir le tableau des courbes à la page suivante.)

« On voit à l'inspection de la courbe n° 1 que le chloroforme est très pur, puisque les neuf dixièmes au moins de cette courbe sont constitués par une ligne droite horizontale. »

La distillation du *chloroforme* (Procédés Pictet) *avec alcool :* donne une courbe parfaitement régulière, et M. le Dr Cloez ajoute :

« Au point de vue théorique, je signale ici un fait intéressant; c'est que le mélange de deux liquides bouillants l'un à 61°4, le chloroforme, l'autre à 78°, l'alcool, entre en ébullition plus tôt que celui des deux liquides qui a le point d'ébullition le plus bas. »

« J'ai voulu me rendre compte des différences que pouvaient présenter ces deux chloroformes Pictet (*sans* et *avec* alcool) avec le chloroforme pur que l'on peut trouver dans le commerce. Ces résultats peuvent se traduire par la courbe nº 3. On voit que le chloroforme soi-disant *pur* du commerce contient une très grande quantité de têtes et de queues. »

M. Cloez construit une courbe théorique (courbe bleue du graphique nº 4) qui devrait représenter les tensions de vapeur et les températures d'un chloroforme *pur idéal*, et il conclut :

« On voit que le chloroforme Pictet sans alcool, suit cette courbe dans presque toute sa longueur. » (Courbe noire à trait continu du graphique nº 4.)

« Le chloroforme soi-disant pur du commerce renferme au contraire de grandes quantités de corps étrangers. » (Courbe rouge du graphique nº 4.)

« Les réactions de l'acide sulfurique sont rapides et énergiques avec le chloroforme pur,

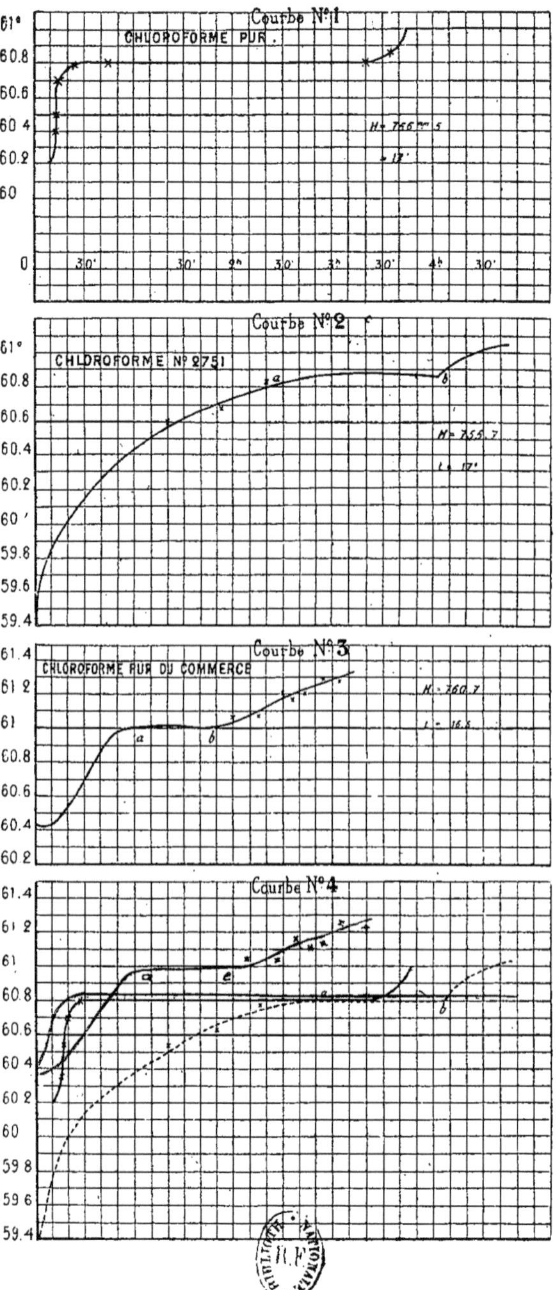
Courbe N°1
CHLOROFORME PUR.
61°
60.8
60.6
60.4
60.2
60
0
30'
30'
2h
30'
3h
30'
4h
30'
H = 766mm 5
= 17°
Courbe N°2
CHLOROFORME N° 2751
61°
60.8
60.6
60.4
60.2
60
59.8
59.6
59.4
a
b
H = 755.7
t = 17°
Courbe N°3
CHLOROFORME PUR DU COMMERCE
61.4
61.2
61
60.8
60.6
60.4
60.2
a
b
H = 760.7
t = 16.5
Courbe N°4
61.4
61.2
61
60.8
60.6
60.4
60.2
60
59.8
59.6
59.4
a
c
a
b

acheté dans les pharmacies, et nulles, sans aucune décomposition ni coloration, avec le chloroforme médicinal Pictet avec ou sans alcool. »

Voici les conclusions de M. le Dr Cloez après toutes ces analyses chimiques et physiques, relatées en détails avec une scrupuleuse exactitude :

« Mes analyses et mon dosage de chlore me conduisent à admettre dans le chloroforme médicinal Pictet l'existence d'au plus $\frac{5}{1.000}$ d'un corps analogue à l'alcool. »

« Ce chloroforme est un corps presque chimiquement pur. Il se rapproche *beaucoup plus de la pureté absolue* que les produits vendus dans le commerce sous le nom de chloroforme pur.

« *Le chloroforme médicinal Pictet ne se décompose pas par une exposition de vingt-quatre heures en plein soleil.*

« **Il est complètement inaltérable à la lumière diffuse.**

« (Signé) Dr Cloez. »

III

Deux chimistes anglais de grande réputation ont également fait des observations précises sur le chloroforme médicinal Pictet, et voici quelques citations de leur Mémoire intitulé :

« Recherches de MM. H. Helbing et P.-W Passmore sur le Chloroforme médicinal Pictet. »

Londres, le 25 mars 1892.

« Considérant le grand intérêt qu'a toujours excité le chloroforme dans le monde médical et pharmaceutique, il n'est nullement étonnant que l'annonce de la découverte d'un nouveau procédé pour la purification du chloroforme au moyen de la *cristallisation* ait été accueillie très favorablement.

« Ce qui a surtout contribué à stimuler cet intérêt, c'était la possibilité de voir, au moyen de ce produit absolument pur, disparaître les difficultés que rencontre souvent l'opérateur dans la production de la narcose **et de supprimer les issues soudaines et fatales** qui ne se produisent que trop souvent.

« Deux opérations physiques sont nécessaires à la purification du chloroforme : *la distillation fractionnée ou les cristallisations successives*. Depuis longtemps on emploie la première méthode pour la purification du chloroforme, tandis que la seconde a été négligée à cause des difficultés insurmontables qu'offrait son application technique, le chloroforme ne cristallisant qu'à une très basse température, voisine de — 83°. »

Suit l'analyse complète de 24 bouteilles contenant du chloroforme médicinal Pictet avec et sans alcool.

Voici les résultats :

« La petite quantité de chloroforme restée dans le ballon après l'opération de la distillation, et provenant des vapeurs condensées du dit ballon et de la colonne de fractionnement, offrait une odeur douce et pure et absolument libre de toutes substances empyreumatiques. »

« Nous avons de nouveau soigneusement évaporé à sec cette dernière fraction, et pas plus qu'avant nous ne pûmes constater la présence d'odeur étrangère quelconque. »

« De chaque spécimen on obtint pourtant un résidu visible dont le poids était si minime toutefois, que, dans trois cas sur cinq, on ne put le déterminer avec une balance allant jusqu'à 1/20e de milligramme : dans les autres cas, nous sommes arrivés à un dixième de milligramme ou 0,00005 p. 100. Les résidus ne réduisirent nullement la solution acidulée très étendue de bichromate de potasse.

N° 1 — Résidu impondérable.
N° 2 — » —
N° 3 — » 0,0001.
N° 4 — Résidu impondérable.
N° 5 — » 0,00005.

« Nous avons agité les différents échantillons avec la moitié de leur valeur d'eau : le liquide aqueux obtenu était parfaitement neutre au papier de tournesol, le chloroforme donnait également une réaction absolument neutre avec la phénolphtaléine. »

« De même aucune réaction avec le nitrate d'argent, donc absence de chlorures quelconques ; aucune également avec la solution d'argent ammoniacale, preuve de la non-présence des aldéhydes. Les mêmes résultats satisfaisants furent obtenus avec la solution d'iodate de zinc amidonné, donc aucune trace de chlore libre. »

« Enfin, versant dans une bouteille bien bouchée à l'émeri 20 c. c. de chloroforme sur 15 c. c. d'acide sulfurique concentré pur, et agitant le mélange, nous n'avons pu découvrir aucune coloration dans les échantillons, même après plusieurs heures. »

L'analyse de ces spécimens démontre donc que le CHLOROFORME Médicinal obtenu par les procédés Raoul PICTET est d'une pureté exceptionnelle et d'une homogénéité absolue.

IV

Étude Physiologique sur le Chloroforme médicinal PICTET et sur l'action nuisible des impuretés contenues dans les chloroformes usuels (travail fait à l'Institut Pharmacologique de Berlin dans le laboratoire de M. le professeur Liebreich, 1892).

M. le docteur R. du Bois-Reymond a fait un travail fort intéressant sur la transformation et la purification du chloroforme normal et les produits obtenus par les purifications progressives opérées selon les procédés Pictet.

On sépare ainsi le produit courant en pharmacie répondant au Codex en deux liquides différents : l'un est le liquide cherché, chloroforme chimiquement pur, l'autre est constitué par les sous-produits ou impuretés, corps à peu près isomères.

Au point de vue purement *chimique*, les deux liquides ne se différencient presque pas.

Au point de vue *physiologique*, la différence sur l'organisme est considérable : chez la grenouille et le lapin, une série très longue de plus de cinquante expériences mises sous forme de graphiques démontre que *les résidus des opérations de purification du chloroforme sont un véritable poison du cœur.*

Les produits purs obtenus par ces méthodes maintiennent la pression sanguine sensiblement plus élevée que lorsque l'on administre les vapeurs des résidus.

Voici *textuellement* les conclusions du remarquable mémoire physiologique de M. R. du Bois-Reymond :

« Lorsque l'on pousse l'opération de la narcose jusqu'à l'arrêt de la respiration, *la pression du sang est plus forte si l'on a employé le chloroforme médicinal Pictet.*

« La durée de l'inhalation jusqu à l'arrêt de la respiration *est beaucoup plus courte si l'on opère avec les résidus : la proportion est de 8 à 11.*

« L'étude critique de l'ensemble de notre travail et de nos recherches nous amène à déduire avec certitude et comme une conséquence importante que les *impuretés contenues dans tous les chloroformes usuels ont une influence néfaste sur les narcoses,* modifiant d'une façon fâcheuse la respiration et la circulation sanguine, **accident que l'on évite par l'emploi du chloroforme médicinal Pictet.** »

V

L'Éther sulfurique, purifié par les basses températures, est également admirable au point de vue anesthésique, et lorsqu'il est employé en piqûres hypodermiques, il ne produit pas ces cuissons douloureuses si pénibles que l'on constate journellement avec l'éther ordinaire des pharmacies.

Cet éther sulfurique a la plus faible densité connue, car le *poids spécifique de ce liquide pur est inférieur à la plupart des impuretés qui s'y trouvent généralement.* Ce caractère physique est donc déjà par lui seul un précieux renseignement affirmant la pureté du produit et la perfection des procédés de purification employés dans cette fabrication spéciale.

L'éther sulfurique se vend en flacons, mais aussi en ampoules de verre soudées pouvant ainsi voyager dans les pays les plus lointains et les plus chauds sans se vider ni se décomposer, ainsi que cela arrive si souvent dans les envois dirigés sur les colonies : Dakar, la Martinique et le Tonkin.

Le Bromure d'Éthyle, fabriqué et purifié par des procédés analogues à ceux utilisés pour le traitement à basse température du chloroforme, reste *inaltérable* à tous les réactifs : il ne se colore pas au contact de l'acide sulfurique, et cela *pendant plusieurs mois*.

Le Chlorure d'Éthyle, purifié par le froid, n'occasionne jamais de malaises secondaires, ni de suites pénibles après son application.

Employé pour l'anesthésie générale, il ne détermine jamais d'accidents. Nous le présentons à cet usage en ampoules soudées de 2, 3, 5 et 10 grammes. Il peut être expédié dans les pays les plus chauds sans subir de décomposition.

Le Chlorhydrate de cocaïne, purifié par les procédés Raoul Pictet, basés sur l'emploi des basses températures, répond à tous les essais du Codex. Il est absolument stable, et ses solutions aqueuses se conservent sans subir aucune altération, même après avoir été stérilisées à haute température. Aussi, les solutions de Chlorhydrate de cocaïne, obtenues avec le Chlorhydrate de cocaïne, purifié d'après les procédés Raoul Pictet, peuvent-elles être employées sans aucun danger pour la rachi-anesthésie. Tous les inconvénients qui ont été signalés lorsque l'on effectue la rachicocaïnisation à l'aide de solutions faites avec le Chlorhydrate de cocaïne pur du commerce sont évités en faisant usage du Chlorhydrate de cocaïne purifié par le froid, d'après les procédés Raoul Pictet.

VI

Le caractère *distinctif* mis en lumière depuis dix-neuf ans pour tous les anesthésiques nés des procédés Pictet, et constaté par tous les docteurs et surtout par les pharmaciens et les droguistes qui en détiennent de certaines quantités, est leur *parfaite conservation intégrale* au point de vue chimique.

Sur le toit du laboratoire, qui en 1891 permit de faire les premiers essais du chloroforme chimiquement pur, on plaça une bouteille de chloroforme exposée du matin au soir aux rayons du soleil. Chaque semaine on faisait l'analyse du liquide contenu dans ce récipient en verre blanc, parfaitement transparent. Cette bouteille, appelée *flacon martyr,* n'a jamais contenu de chloroforme en voie de décomposition. **Après dix-huit mois d'insolation, le liquide était identique au chloroforme de même date contenu dans le flacon à l'ombre.**

Un exemple entre autres fera saisir cette différence fondamentale qui sépare nettement le chloroforme pur, procédés Raoul Pictet, des autres chloroformes de quelque provenance que ce soit.

Un pharmacien de Bruxelles acheta plusieurs kilogrammes de chloroforme, en 1893, puis, pour cause de santé, ne put s'occuper du placement de cet envoi qui resta en magasin sans emploi.

Les héritiers de ce pharmacien, **quinze ans plus tard,** trouvèrent ce lot de chloroforme et, voyant la date de sa fabrication, jugèrent à l'unanimité qu'il devait être décomposé, et sans aucune valeur commerciale. Ils le renvoyèrent à la fabrique avec toutes les bouteilles portant encore leurs plombs d'origine.

Ces bouteilles furent ouvertes, et l'*analyse de leur contenu faite par des experts assermentés et officiels. Ceux-ci trouvèrent le* **chloroforme intact, absolument pur,** sans aucune réaction, ni avec l'acide sulfurique, ni avec les sels d'argent, etc.

On transvasa simplement ce chloroforme dans d'autres bouteilles après l'avoir contrôlé selon les prescriptions les plus rigoureuses du Codex.

Les procédés Raoul Pictet sont ***les seuls*** **qui assurent cette conservation indéfinie de tous ces produits anesthésiques,** ***y compris le chloroforme,*** **même dans les pays les** ***plus chauds*** **et les** ***plus lointains.***

Les diverses études que j'ai citées et la consécration officielle de ces anesthésiques purissimes dans les hôpitaux et cliniques à l'étranger (Russie, Autriche, Allemagne, Suisse, Buenos-Ayres, Iles de la Sonde, Égypte, etc., etc.) permettent de comprendre l'intérêt que j'attache aux produits pharmaceutiques si purs et si précieux que l'on peut obtenir par les procédés de M. le professeur Raoul Pictet basés sur les applications méthodiques des basses températures.

Aussi j'ose espérer que les produits :

Chloroforme pur se conservant indéfiniment;
Éther sulfurique pur;
Bromure d'Éthyle;
Chlorure d'Éthyle;
Chlorhydrate de cocaïne pur;
Gaïacol cristallisé, (etc., etc.....)

fabriqués d'après les procédés et avec les machines spéciales de M. le professeur Raoul Pictet, dans l'usine fondée à Billancourt (Seine), seront favorablement accueillis par tous les membres du Corps Médical soucieux de progrès.

Je pourrais ajouter aux Mémoires qui précèdent et aux attestations qui suivent une foule d'autres certificats émanant de presque tous les pays du monde et des médecins les plus connus.

Tous ces certificats sont très analogues et constatent toujours *trois faits* importants sur lesquels j'attire spécialement l'attention de MM. les Docteurs et Chirurgiens.

A. — Le Chloroforme endort vite et sans crise d'agitation précédant la narcose.

B. — La ***dose utile*** **pour l'anesthésie est** ***plus faible*** **qu'avec tous les autres chloroformes usités.**

C. — Les ***suites*** **de l'anesthésie sont bénignes et relativement bien moins pénibles et moins longues qu'avec tous les produits similaires.**

Jamais on n'a constaté ni dans les îles de la Sonde, ni au Japon, ni en Océanie, ni en Égypte, ni dans aucun pays chaud, ***une altération quelconque de ce produit, se conservant intact indéfiniment.***

Vincent TEMPLIER.

VII

Quelques certificats concernant le CHLOROFORME et le BROMURE d'ÉTHYLE purifiés par les procédés Raoul PICTET.

A propos de la parfaite conservation du chloroforme par procédés Raoul Pictet, nous extrayons d'un rapport officiel émanant de l'*Institut Pharmacologique de l'Université de Berlin,* en date du 30 novembre 1906, les passages suivants :

« L'Institut Pharmacologique a reçu deux flacons originaux de chloroforme N° 1 et 2, datant le premier *de 1894,* le N° 2 *de 1896,* munis de leurs plombs officiels, et deux flacons de *Bromure d'Éthyle* N° 1 et 2 avec leurs plombs originaux datant le premier de 1896 et N° 2 de 1898.

« L'Institut Pharmacologique est prié de faire l'analyse précise du contenu de ces quatre flacons et tout particulièrement de rechercher comment se comportent ces produits dans les réactions *D. A. B. IV* du Codex officiel, et aussi avec la formaldéhyde et l'acide sulfurique. »

Le rapport décrit minutieusement les expériences officielles, et voici le relevé des résultats :

Chloroforme.

	N° 1	N° 2
Poids spécifique à 15°	1.4880	1.4869
Point d'ébullition	60° à 60°,5	60° à 60°,5

Après ces préliminaires on procède aux opérations prescrites par le Codex et aux expériences très délicates avec l'acide sulfurique et la formaldéhyde ; ces opérations sont continuées pendant huit jours consécutivement et très complètement décrites dans le rapport.

La conclusion pour le chloroforme des 2 échantillons est celle-ci :

« Les deux séries d'observations poursuivies
« avec les 2 échantillons fournis I et II établis-
« sent qu'ils *répondent en tous points à toutes les*
« *exigences du Codex officiel,* et prouvent que ces
« 2 échantillons *sont des produits absolument*
« *purs.* »

Bromure d'Éthyle.

On opère de même avec les 2 échantillons I et II de bromure d'Éthyle :

	N° 1	N° 2
Poids spécifique	1.4589	1.4587
Point d'ébullition	+ 38°	+ 38°

« Pour toutes les réactions prescrites par le

« Codex et celles qui concernent la formaldéhyde « en présence de l'acide sulfurique, ces deux « produits ònt répondu pleinement à toutes les « exigences demandées. Nous avons pu même « contrôler que ces deux échantillons sont plus « purs que ceux qui sont mentionnés dans l'ou- « vrage de E. Schmidt sur la Chimie pharmaceu- « tique et qu'ils sont moins chargés d'alcool ; à « part cette différence, ils résistent à toutes les « réactions selon le Codex. »

Signé : « Au nom de l'Institut Pharmacologique
de l'Université de Berlin

Professeur docteur H. THOMS. »

Il résulte donc que le *chloroforme* et le *bromure d'Éthyle,* fabriqués par les procédés Raoul Pictet, sont des *produits inaltérables, même à la lumière du jour,* ainsi que l'affirment les experts officiels de l'Université allemande.

Le point est capital en ce qui touche l'envoi de ces anesthésiques dans nos colonies, et dans tous les pays chauds d'outre-mer.

Voici maintenant deux demandes du **docteur Albers, chef assistant du Doct. V. Bardenleben,** de l'Hôpital de « *La Charité* », et une autre de la direction même de cet Hôpital, un des plus importants de l'Allemagne.

Extrait d'un Rapport de la Clinique de Chirurgie du Prof. Dr. Von BARDENLEBEN Hôpital « La Charité » Berlin.

« Nous avons employé le chloroforme Pictet (Marque 1) pour trois narcoses d'adultes. Les durées respectives de ces narcoses furent de 40, 45 et 75 minutes. Le chloroforme a été donné goutte à goutte, et les doses ne se sont élevées qu'à 23, 25 et 50 ccm. »

« Les narcoses ont été remarquables par leur tranquillité et se sont passées sans aucun accident. Un seul des patients a éprouvé durant quelques instants un peu d'embarras dans la déglutition. »

Signé : « Dr ALBERS. »

L'administration de l'Hôpital de la Charité nous écrit d'autre part :

« Nous tenons essentiellement à employer votre « chloroforme Pictet, et *M. le Professeur D. Von* « *Bardenleben prépare, pour le publier, le compte* « *rendu d'une importante série d'observations (1200)* « *sur les nombreuses narcoses faites avec votre* « *chloroforme et qui ont toutes réussi à notre plus* « *grande satisfaction.*

« La direction de la Charité vous fait ces pro- « positions (quant aux prix), considérant que votre « chloroforme rectifié à très basses températures « a l'avantage de permettre *une notable économie* « *sur les Quantités employées :* la dose nécessaire « pour une narcose étant toujours plus faible « lorsqu'on opère avec le chloroforme Pictet.

Signé : « la Direction. »

De Varna en Bulgarie nous avons l'attestation suivante **après plus de dix années d'emploi continu** du chloroforme Raoul Pictet :

Certificat

Hôpital de l'État « MARIE » et Sanatorium Maritime, Varna (Bulgarie).

« La Direction de l'hôpital de l'État « Marie » et Sanatorium Maritime de Varna (Bulgarie) certifie par la présente que nous avons souvent essayé vos produits et que nous *employons toujours le chloroforme Raoul Pictet.* Nous avons toujours été excessivement contents des résultats obtenus par ces produits si consciencieusement purs. »

Signé : « *Le Directeur,*
Docteur P. Stolanoff. »

Varna, le 28 Mai 1907.

Un des plus anciens et fidèles clients du chloroforme pur Raoul Pictet écrit en date du 16 septembre 1891, il y a dix-huit ans de cela, la lettre suivante dont nous extrayons le passage que voici :

« Aujourd'hui une dame G. s'est présentée à ma clinique dentaire pour se faire ôter deux dents ; elle se trouve, par suite de malheurs, dans un état très abattu.

« Avec le concours du docteur Hildebrandt nous obtenons la narcose par le chloroforme pur Pictet. Avec l'emploi de 4 à 5 grammes de chloroforme seulement nous obtenons une narcose parfaite sans aucune excitation préalable. Ces préliminaires ont duré au plus cinq minutes. Dans les trois minutes qui suivent nous avons enlevé très aisément les deux dents.

« La malade se réveille, *comme d'un sommeil normal ;* elle n'a rien remarqué, rien senti ; pas la moindre suite pénible, ni angoisse consécutive ne s'est manifestée, et c'est tout à fait en bon état que cette dame a quitté ma clinique environ un quart d'heure plus tard...

« Je suis enchanté de ce résultat...

« Je vous tiendrai au courant des narcoses successives... »

Signé : « Docteur Ernest ZUCKEN. »

Voici maintenant l'attestation d'une des grandes autorités allemandes, **le docteur Wolf, chef de l'Hôpital des Enfants Malades.**

C'est le docteur Koch, assistant du docteur Wolf, qui tient la plume et écrit :

« Le docteur Wolf me charge, Monsieur le Professeur, de bien vouloir donner des nouvelles sur l'emploi de votre chloroforme dans notre clinique ; c'est pour moi un honneur et une grande joie de m'acquitter de cette mission.

« Du 1er février au 1er mars, nous avons pratiqué 51 anesthésies totales, et sur ce nombre une seule a présenté au début seulement un peu de dyspnée pour se continuer tout à fait normalement.

« Nous n'avons rien remarqué d'anormal dans les débuts des narcoses, par contre un des caractères distinctifs de votre chloroforme provient, ainsi qu'il résulte de nos observations, de **la suppression complète des suites pénibles consécutives au réveil,** ainsi que nous les voyions se produire avec les autres marques de chloroformes. *C'est exceptionnel si nous avons eu un vomissement ;* les maux de tête, les nausées sont tellement diminués que plusieurs malades qui avaient conservé un souvenir atroce d'une première narcose nous avouent d'eux-mêmes qu'ils se sentent infiniment mieux que lors de la première narcose. Une femme en particulier nous demande si dans cette deuxième opération nous avons employé *autre chose* que du chloroforme !

Etc., etc., etc.

Signé : « Docteur Koch. »

De M. le docteur H. Lohnstein nous relevons l'attestation suivante du 12 septembre 1891, après l'essai officiel du chloroforme Pictet dans sa clinique.

« Dans la narcose que je viens de pratiquer avec le chloroforme Pictet, j'ai pu constater les faits suivants : la narcose se produit sans accident d'aucune sorte, sans dyspnée, sans asphyxie. Après le réveil, pas la moindre indisposition chez le malade, ni mal de tête, ni nausées, ni vomissements ; l'état général n'a pas été le moins du monde troublé.

Signé : « Docteur H. Lohnstein. »

M. Lohnstein est resté fidèle depuis dix-huit ans au chloroforme Pictet et en a été un zélé propagateur.

En 1893, après de longs essais faits à l'Hôpital de la Charité par le docteur von Bardenleben, la direction de l'hôpital demande à se fournir *exclusivement* de chloroforme Pictet et s'exprime ainsi :

« Nous vous envoyons le prix actuel du chloroforme S***-e-chloralo, mais comme pendant assez longtemps vous nous avez donné le chloroforme gratis pour l'essayer et **qu'il est absolument démontré aujourd'hui que nous employons beaucoup moins de chloroforme Pictet** pour le même nombre de narcoses qu'avec des autres marques, la Direction de l'hôpital de la Charité me charge de vous offrir le prix que nous vous donnons ci-joint pour la fourniture de nos besoins.

« Si ce prix vous agrée, envoyez, je vous prie, cinq kilogrammes.

« Docteur VITTEYDE, pharmacien,
au nom de la Direction de la Charité. »

Etc., etc.

LA CHAPELLE-MONTLIGEON (ORNE). — IMP. DE MONTLIGEON. — 2334-5-11

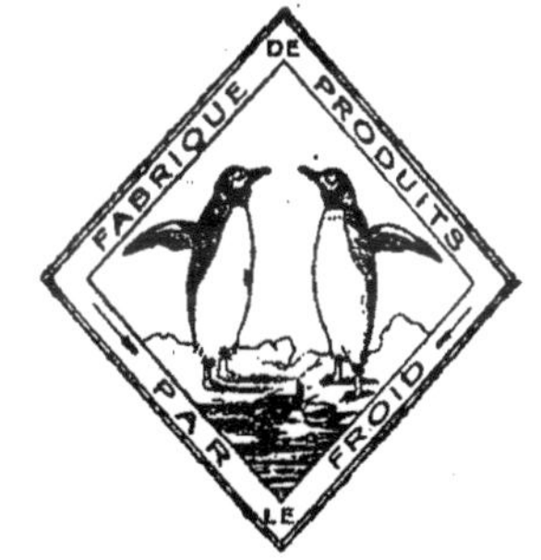
FABRIQUE DE PRODUITS
PAR LE FROID

www.ingramcontent.com/pod-product-compliance
Ingram Content Group UK Ltd.
Pitfield, Milton Keynes, MK11 3LW, UK
UKHW020417220726
13923UKWH00005B/2008

9 782016 186695